Wichtiger Hinweis

Die Inhalte dieses Buches beruhen auf den praktischen Erfahrungen des Autors mit Hypnoseanwendungen und Psychotherapie im Zustand der Trance. Obwohl sich der Autor um größtmögliche Sorgfalt bemüht hat, können Fehler oder Missverständnisse in der Darstellung nicht vollkommen ausgeschlossen werden. Die therapeutische Arbeit mit Menschen sowie die Anwendung der Hypnose obliegen ausschließlich der Verantwortung des Hypnotiseurs. Es kann nicht ausgeschlossen werden, dass Teile dieses Buches falsch verstanden werden oder die Anwendung eines vorgestellten Verfahrens eine ungewünschte Reaktion beim Klienten bewirken kann. Eine Mitverantwortung des Autors besteht auch dann nicht, wenn unter Hinweis auf die Ausführungen dieses Buches mit einem Klienten gearbeitet wird.

Hypnose kreativ gestalten

Anleitungen und Texte für die Praxis

Hypnose kreativ gestalten
Anleitungen und Texte für die Praxis

ISBN: 978-3-8448-0308-2
Herstellung und Verlag:
Books on Demand GmbH, Norderstedt

Kontakt: www.praxissimon.de

Inhaltsverzeichnis

Vorwort

Viele Kursteilnehmer stehen nach ihrer Hypnoseausbildung vor der Frage, woher sie weitere geeignete Trancetexte oder Anleitungen für die Arbeit bekommen können. Das freie Formulieren fällt nicht jedem auf Anhieb leicht und bedarf tatsächlich einiger Übung. Glücklicherweise veröffentlichen inzwischen einige Hypnoseausbilder auch Texte in Büchern. Lange Zeit galten nämlich Suggestionstexte oder Fantasiereisen als Spezialistenwerk, das nur von langjährig erfahrenen Therapeuten formuliert oder vorgetragen werden sollte. Wer meine Bücher kennt oder schon einmal einen Kurs bei mir besucht hat, weiß, dass das Anwenden der Hypnose mit sehr viel Sorgfalt und Respekt vor der Methode gestaltet werden sollte, dass es jedoch viel weniger gefährlich ist als es immer noch häufig behauptet wird. Als eine Formulierungs- und Arbeitshilfe habe ich das Buch „Der Hypnosebaukasten" mit vielen Einleitungen, Körperentspannungen, Vertiefungen und Ausleitungen geschrieben (ISBN 9783839181096). Als besondere Zugabe habe ich im Hypnosebaukasten auch einige Anleitungen für die Gestaltung des Hauptteils (therapeutischer Teil, Anwendungsteil) einer Hypnosesitzung abgedruckt. Seither habe ich viele Anfragen erhalten, mit der Bitte, weitere Möglichkeiten für den Hauptteil anzubieten, die schnell in der Praxis anwendbar sind. Natürlich ist das mit dem Hauptteil, in dem die wesentliche Veränderungsarbeit oder Therapie stattfindet, schwieriger als mit Einleitun-

gen, die man eigentlich nur vorlesen muss. Textsammlungen vollständiger Hypnosen zum Ablesen habe ich in der Buchreihe „Zehn Hypnosen“ bereits veröffentlicht. Auch diese Reihe wird fortgesetzt. Mit dem vorliegenden Buch aber gehe ich einen anderen Weg. Ich stelle ihnen hierin zehn Varianten vor, die sie dann inhaltlich auf ihre Klienten und deren Themen anpassen können. Das geht jeweils mit wenigen „Handgriffen“. Ich denke, es ist mir gelungen, Textvorlagen zu erstellen, die vorgelesen werden können und an einigen Stellen, die jeweils gekennzeichnet sind durch Punkte ... ... *(und eine Anweisung in Klammern)* ... ... mit individuellen Formulierungen und Sätzen aufgefüllt werden. So kann jede Vorlage für unzählige Themen, Probleme oder Krankheiten angepasst werden.
Es ist mir außerdem ein großes Anliegen, möglichst vielen Menschen auch beizubringen, frei zu sprechen und zu formulieren und irgendwann ohne Vorlagen zu arbeiten. Am besten lernt man so etwas in einem guten Ausbildungskurs. Doch auch Bücher können helfen. Wie so oft ist es Übungssache. Freies Sprechen gibt mehr Raum für Intuition und professionelle Spontanität Damit sie auch das freie Sprechen mit diesem Buch üben können, gibt es zu jeder Textversion auch eine Kurzform mit Stichworten, jeweils in der linken Spalten der Buchseiten. Probieren sie einfach einmal mit etwas Übung, nur die Stichwortliste zu nehmen und den Hypnosehauptteil frei zu formulieren. Es ist leichter als die meisten denken. Ich wünsche ihnen und ihren Klienten jedenfalls viel Spaß und viel Erfolg mit ihren Hypnosen.

Ingo Michael Simon

Der kreative Hauptteil

Der Aufbau einer Hypnosesitzung

Der Aufbau einer Hypnosesitzung wird oft unterschiedlich beschrieben oder eingeteilt, wobei es in den meisten Fällen jedoch auf den gleichen Ablauf hinausläuft. Eine einfache und absolut ausreichende Gliederung der Hypnosesitzung kann folgendermaßen aussehen.

1. Einleitung (Induktion)
2. Körperentspannung
3. Vertiefung
4. Anwendung
5. Ausleitung

Der vierte Punkt kann auch als Hauptteil oder Therapieteil bezeichnet werden. Das ist der Teil, mit dem wir uns in diesem Buch beschäftigen wollen. Die übrigen Punkte können ebenfalls in unzähligen Varianten gestaltet werden, sind jedoch im Grunde genommen beliebig veränderbar. Es spielt meistens keine Rolle, welche Form der Induktion oder Vertiefung oder welche Technik der Körperentspannung wir wählen. Ziel dieser Schritte ist das Herstellen einer stabilen mittleren Trance, damit der Hauptteil seine Wirkung am besten entfalten kann. Manche Hypnotiseure versuchen, alle Teile inhaltlich so aufeinander abzustimmen, dass es ein

harmonisches oder gar logisches Ganzes ergibt. Beispielsweise wird mit einer Blickfixation als Einleitung begonnen, dann bei der Körperentspannung von Stufen der Ruhe oder Entspannung gesprochen und anschließend als weitere Vertiefung eine imaginäre Treppe hinunter gegangen. Bei der Ausleitung wird dann wieder eine Treppe visualisiert, auf der nach oben gegangen wird. Kann man machen - von mir aus! Muss aber nicht sein!
Ich werde häufig von meinen Kursteilnehmern gefragt, nach welchen Kriterien ich die Varianten der Vertiefung aussuche. Ich höre dann immer wieder „Bei dir würde ich auch in Trance gehen, wenn du ein Kochrezept vorliest“ oder „Deine Einleitungen und Vertiefungen sind ja sinnloser als aus einem Telefonbuch vorzulesen und fühlen sich trotzdem total entspannend an“. Warum erzähle ich ihnen das? Weil es vollkommen egal ist, wie sie einleiten und vertiefen. Weder Logik noch Eleganz noch die besondere Suggestion ist entscheidend. Es kommt nur auf Trancetiefe an. Die ereichen sie mit jeder Tranceeinleitung und wenn sie mit der Sprache und mit dem Sprechen gut umgehen können, geht es tatsächlich auch mit dem Backrezept. Glauben sie nicht? Dann fragen sie doch mal ihren Hypnoseausbilder. Er kann ihnen zeigen, wie das geht - wenn er will.

Warum kreativ und was heißt das?

Sie müssen kein Künstler sein beim Hypnotisieren. Die Erfahrung zeigt, dass das Einfache oft das Beste ist. Allerdings ist es fatal, anzunehmen, platte Suggestionen wären das Einfachste und Beste. Vielleicht haben sie schon viel über Suggestionen gehört oder in Kursen gelernt. Die alte Vorstellung, dass die möglichst tiefe Trance mit Supersuggestionen die größte Wirkung hat, gilt nur für Hypnosen, die mit imposanten Effekten arbeiten. Auf der Showbühne und bei Straßenhypnosen tobt die Macht der Suggestion, oft mit allenfalls leichten Trancen oder ohne messbare Trance. Einem Menschen vorzumachen, er könnte den Arm nicht mehr bewegen, ist nicht sehr schwer. Das wird allerdings nur im Kontakt mit dem Therapeuten so sein. Es wird niemals über Tage und Wochen anhalten.

In der Therapie brauchen wir länger anhaltende Wirkungen. Ein guter Therapeut kann Katalepsien (unbeweglich gewordene Körperteile) selbstverständlich nutzen, um längerfristige Veränderungsprozesse einzuleiten oder zu stützen. Eine solche Variante zeige ich ihnen in diesem Buch. Doch die Vorstellung einer Trance und möglichst toller Suggestionen mit der Wirkung, psychische Störungen oder gar Krankheiten verschwinden zu lassen, ist ziemlich gewagt. Veränderung geschieht vor allem, wenn es einem Menschen gelingt, eine neue oder andere Perspektive einzunehmen und zumindest eine Zeit lang neue Lernerfahrungen unter dieser Perspektive zu machen. In der Therapiestunde sollte es nicht darum gehen, in Trance

dem Klienten Symptomfreiheit oder etwas anderes einzureden, sondern Freiräume des Denkens und Fühlens zu eröffnen, damit eben jener Perspektivenwechsel möglich wird, der langfristige Veränderung ermöglicht.
Meine Erfahrung zeigt, dass bildhafte Szenen den Verstand und auch das Unterbewusstsein dazu animieren, selbst kreativ zu werden. Verstrickungen und festgefahrene Muster zu erkennen und langsam neue Wege zu beschreiten. Genau das ist dann kreativer als das Übernehmen von neuen Glaubenssätzen, nichts anderes sind Suggestionen, die möglicherweise genau so wenig tauglich sind wie die Symptome, die verschwinden sollen. Das Passende für den Klienten entsteht dann am ehesten, wenn die Hypnose ihn dabei begleitet, einen eigenen Weg zum Ziel zu finden. Natürlich geht das auch nicht ohne Suggestion. Irgendetwas suggerieren wir immer. Das ist auch in Ordnung. Wir suggerieren vor allem, dass der Klient eigene Fähigkeiten und Kräfte hat, dass er ein bestimmtes Ziel erreichen kann. Den Weg zum Ziel findet er am besten selbst. Wir wissen auch nicht, welches der beste Weg ist. Wir wissen beispielsweise von einem Klienten, dass er alte Denkmuster loslassen will und auch sollte. Wie das neue Muster aussehen soll, weiß er - oder sein Unterbewusstsein - besser als wir!

Wie arbeite ich mit diesem Buch?

Das ist ganz einfach. Die folgenden Seiten sind zweispaltig aufgebaut. In der linken Spalte sehen Sie den Ablauf des Hauptteils in mehreren Schritten. Die rechte Spalte enthält Beispielformulierungen. Diese sollten natürlich erweitert und individuell angepasst werden. Ich habe allgemeine Formulierungen gewählt, die Sie zunächst so übernehmen können. Lassen Sie dem Klienten immer etwas Zeit, um sich das Ganze auch vorzustellen bzw. die Szenen zu visualisieren. Die Lücken (..........) sind mit den spezifischen Themen, Problemen oder Symptomen sowie Zielsetzungen des Klienten zu füllen. Mit etwas Übung können sie einfach die Stichworthilfen bzw. Kurzbeschreibungen der linken Spalte benutzen und den Text frei formulieren. So haben sie beide Varianten griffbereit. Mit noch mehr Übung brauchen sie dann auch den Stichwortzettel nicht mehr, sondern kennen ihre Vorgehensweisen. Wählen sie aus den zehn vorgestellten Hypnosen am Anfang eine oder zwei aus und üben sie vor allem mit diesen Favoriten. Das geht meist besser als viele auszuprobieren. Ergänzen sie natürlich Einleitung, Körperentspannungsphase und Vertiefung vor dem kreativen Hauptteil und eine Ausleitung danach! Und hören sie auf ihr Gefühl und ihre Intuition. Ändern sie die einzelnen Abläufe einfach einmal ab, experimentieren und probieren sie. Es ist ungefährlich und lehrreich.

10 kreative Hypnose-Hauptteile

Die magischen Kugeln

Zielsetzung und Wirkungsweise:
Der Klient visualisiert magische Kugeln in einer Naturlandschaft. Jede Kugel enthält Aspekte seines Lebens, die sowohl seine Probleme verursacht haben als auch Lösungsmöglichkeiten beinhalten. Mit Hilfe von Suggestionen wird dem Klienten vermittelt, sein Unbewusstes solle in der Zeit seiner Betrachtung der Kugelinhalte noch einmal von seiner eigenen Erfahrung lernen, um neue und konstruktive Wege zu gehen. Diese Methode eignet sich besonders für Klienten, die leicht visualisieren können.

1. *Der Klient wird in eine Naturlandschaft geführt, in der er mehrere Kristallkugeln vorfindet. In jede einzelne Kugel kann er eintauchen, um sich in seiner Erinnerungen umzusehen.*

Du stehst an einem wunderschönen Platz mitten in der Natur. Du lässt dieses Bild entstehen, irgendwo auf einer wunderschönen Wiese. Dort liegen riesige Kristallkugeln. Und Du kannst in jeder einzelnen Kugel etwas ganz Besonderes finden. Etwas, das zu dir gehört und wovon du profitieren kannst. Du findest deine eigenen Fähigkeiten und Potenziale in diesen Kugeln und auch deine Erinnerungen.

2. *Zuerst besucht er die Kugel der besonderen Personen. Hier trifft er vor allem die Personen, die ihn besonders geprägt haben.*

Die erste Kugel ist die Kugel der Personen. Du kannst in ihr alle Personen treffen, die in deinem Leben eine besondere Rolle gespielt haben. Vielleicht hast du von einigen viel gelernt, andere haben möglicherweise etwas gesagt oder getan, was dich sehr beeindruckt hat. Du erinnerst dich an diese Menschen und spürst noch einmal, wie es mit ihnen war, ob es nun angenehme oder eher schwierige Begegnungen waren. Dabei erkennst du Schritt für Schritt, wie diese Menschen sich auf dein Leben ausgewirkt haben.

3. *Der Therapeut suggeriert, dass das tiefe Unbewusste des Klienten die Zeit seiner Reise nutzt, um aus alten Erfahrungen zu lernen.*

Und während du ihnen begegnest, lernt dein tiefes Inneres noch einmal von diesen Begegnungen. Tief in dir beginnt ein neues und konstruktives Lernen, alles wird umorganisiert und so eingerichtet, dass du schon bald … … *(Ziele formulieren)* … …

4. *Als nächstes besucht der Klient die Kugel der besonderen Ereignisse und Erlebnisse, die ihn nachhaltig beeinflusst haben.*

Dann besuchst du die Kugel der besonderen Ereignisse und Erlebnisse. Alles, was du in deinem Leben erlebt hast, kannst du hier noch einmal anschauen. Vor allem findest du hier die Erlebnisse, die dazu beigetragen haben, dass deine Schwierigkeiten in der Vergangenheit entstehen konnten … … *(Thema ansprechen)* … … Du weißt, dass du heute etwas lernen kannst. Denn hier liegt auch der Schlüssel der Veränderung.

5. *Der Therapeut suggeriert, dass das tiefe Unbewusste des Klienten nun aus alten Erfahrungen lernt.*

Und während du noch einmal die wichtigsten Ereignisse ansiehst, vielleicht sogar das Erlebnis, das das aller wichtigste war für deine Entwicklung, lernt dein tiefes Inneres einen neuen Umgang und baut eine konstruktive Lösung für dich zusammen. Lass dein Inneres für dich arbeiten.

6. *Als nächstes besucht der Klient die Kugel der Kreativität. Seine Vorstellungskraft und seine schöpferischen Fähigkeiten findet er in dieser Kugel.*

Du gehst weiter und kommst zur Kugel der Kreativität. In dieser Kugel sind alle deine schöpferischen Fähigkeiten. Und alles, was du an besonderen Einfällen und Ideen in deinem Leben hattest, kannst du hier noch einmal erleben und spüren. Vielleicht hast du ja einmal etwas Künstlerisches gemacht oder du hast etwas aufgebaut, vielleicht ein Möbelstück oder du hast etwas repariert und es ist dir gelungen, es wieder in Gang zu bringen. Deine schöpferische Kraft ist hier in dieser Kugel und sie ist viel stärker als du denkst.

7. *Der Therapeut suggeriert, dass das tiefe Unbewusste des Klienten nun aus alten Erfahrungen lernt.*

Dein tiefes Inneres, deine unbewussten Anteile lernen nun ganz intensiv, wie du deine Kreativität nutzen kannst, um schon bald einen neuen Weg zu finden, um … … *(Ziele nennen)* … …

8. *Schließlich kommt der Klient an der Kugel der Zukunft an und kann ein Bild von seiner konstruktiven Veränderung entwerfen.*

Nachdem dein Inneres nun schon viel gelernt hat und neue Ideen für deine Zukunft entworfen hat, kommst du zur Kugel der Zukunft. Du gehst mit all deiner Vorstellungskraft in diese Kugel hinein und träumst eine schöne Fantasie von deiner Zukunft, in der du ... ... *(Problem nennen)* ... ... immer wieder loslässt und dann viel stärker bist. Du siehst dich selbst, wie ... ...

Nun ausführlich schildern, wie die Zukunft aussehen wird. Beschreiben Sie ein Bild, in dem der Klient frei von seinen Problemen oder Symptomen ist und die notwendigen Stärken aufgebaut hat. Lehnen Sie sich hier so nah wie möglich an das behandelte Thema des Klienten an.

9. *Posthypnotische Suggestion und Abschluss*

Dein tiefes Inneres wird weiter für dich arbeiten und auch in deinen nächtlichen Träumen nach Hinweisen suchen, die dir helfen, immer deutlicher ... ... *(Ziele nennen)* ... ... So geht dein konstruktiver Weg jeden Tag ein Stück weiter und Du wirst immer stärker ... ...

Buchtipp: Der Seelen Code

Taylor Moone stellt die menschliche Seele in den Mittelpunkt des göttlichen Schöpfungsplans. Mit seinen Ausführungen zum Wesen der menschlichen Seele, das er mit dem Seelen-Code greifbar macht, zeigt der Autor auf anschauliche Art und Weise, dass nicht Gott oder das Universum, sondern jeder einzelne Mensch die Schöpfung erfüllt. Die Seele selbst wird mit ihrem einfachen Code zum Grundprinzip der Schöpfung. Seine These besagt, dass jeder Mensch Glück, Erfolg und Wunscherfüllung erleben wird, wenn er den Seelen-Code erkennt.

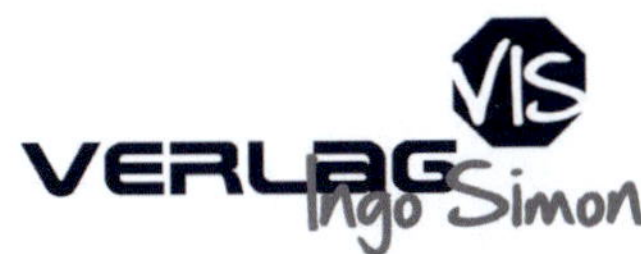

Paperback, ISBN 978-3-943323-02-3

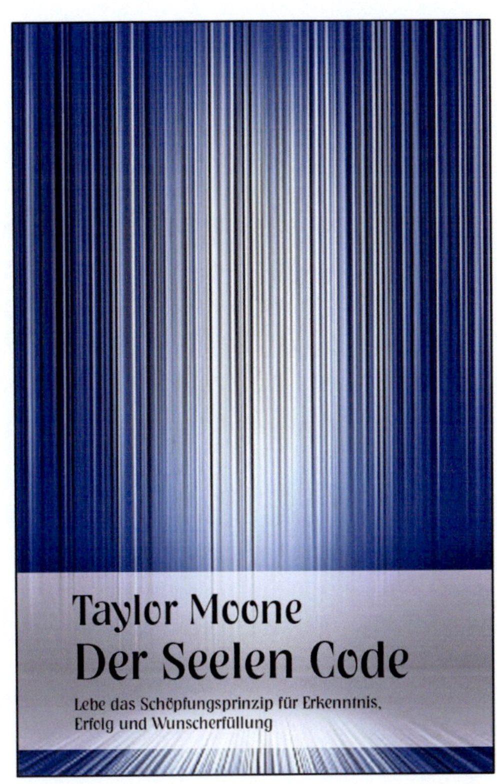

Somato-emotionale Lösung

Zielsetzung und Wirkungsweise:
Die somato-emotionale Psychotherapie geht davon aus, dass sich alle emotionalen Belastungen körperlich widerspiegeln. Psychische Überforderung, ebenso psychische Störungen zeigen sich damit auf körperlichem Weg, beispielsweise als Schmerzen, Druckgefühl oder Übelkeit, manchmal auch dezenter als Verspannungen oder „nur“ als Kribbeln. Der Klient soll sich gleichzeitig auf seine Schwierigkeiten konzentrieren und auf sein Körpergefühl. Dabei soll er eine Stelle finden, an der sich seine Probleme im Körper widerspiegeln. Mit Hilfe von Suggestion und Konzentration wird das Körpergefühl verändert, wodurch auch die emotionalen Blockaden sich lösen.

1. *Der Klient soll aufmerksam für die somatische (körperliche) Auswirkung seiner emotionalen oder psychischen Belastungen werden.*

Du möchtest heute an der Auflösung deiner Schwierigkeiten arbeiten. Du willst vor allem, Schritt für Schritt ... ... *(Zielformulierung)* ... ... vielleicht sogar in großen Schritten. Heute kann einer dieser großen Schritte sein. Vielleicht weißt du ja, dass es diese besondere Verbindung zwischen Geist und Körper gibt. So zeigt sich alles, was uns in unseren Gefühlen und Gedanken beschäftigt, auch durch eine Empfindung im Körper. Dein/e ... ... *(Problem / Symptomatik schildern)* ... ... zeigt sich auch in deinen körperlichen Empfindungen. Vielleicht spürst du das schon. Möglicherweise ist es dir bisher auch noch nicht so klar gewesen. Vielleicht als Druck oder als Schmerz, als Ziehen oder Stechen, als Verspannung oder eben so, wie dein Körper damit umgeht. Das Besondere aber besteht darin, dass du mit Hilfe von Achtsamkeit und Respekt für deinen Körper ganz viel zur konstruktiven Veränderung beitragen kannst, ganz viel dafür tun kannst, dass ... ... *(Zielformulierung)* ... ...

2. *Der Klient soll die Körperzone oder die Stelle auffinden, an der sich die psychische oder emotionale Problematik körperlich am meisten zeigt.*

Geh also nun einmal an deinem Körper entlang. Wie mit einem Scanner kannst du an deinem Körper entlang gehen. Beginne am Kopf und lass deinen Scanner langsam nach unten wandern. Spüre in deinen Körper hinein. Wie fühlt er sich an? Wo geht es ihm gut? Wo sind Verspannungen? Wo gibt es vielleicht sogar Schmerzen? Ganz von selbst wirst du spüren, wo dein/e ... ... *(Symptomatik oder Problem mit einem Schlagwort nennen, beispielsweise „Angst", „Zwang", „Wut")* ... ... sitzt. Du kannst es spüren. Lass den Scanner immer weiter laufen, bis du die Stelle findest. Wenn du dir nicht ganz sicher bist, lass ihn noch einmal laufen. Nimm dir Zeit und Ruhe. Finde die Stelle an deinem Körper, wo dein/e ... ... *(Schlagwort wiederholen)* ... ... sitzt. Selbst, wenn du glauben solltest, dass die Stelle nicht richtig ist, weil sie eigentlich nicht zu deinen Themen passt. Du kannst dir sicher sein, dort wo deine Aufmerksamkeit hängen bleibt, ist genau die richtige Stelle, ganz gleich, wo das ist.

3. *Der Klient soll sich auf eine Körperzone oder eine Stelle festlegen.*

Falls du nicht sicher bist oder nicht genau spüren kannst, wo dein/e ... ... *(Schlagwort wiederholen)* ... ... sitzt, wähle einfach eine Stelle deines Körpers, die dir in den Sinn kommt. Meistens ist es die richtige.

4. *Der Klient soll seine gesamte Aufmerksamkeit und Achtsamkeit auf die gefundene Stelle richten.*

Nun richte deine Aufmerksamkeit ganz auf die gefunden Stelle deines Körpers. Richte all deine Aufmerksamkeit jetzt auf genau diese Stelle deines Körpers. Spüren diese Stelle ganz intensiv. Richte deine Achtsamkeit auf diese Stelle. Sei ganz dort. Nur an dieser Stelle und mach dir klar, dass dein/e ... ... *(Schlagwort wiederholen)* ... ... genau dort sitzt. Jetzt in diesem Moment ganz dort.

5. *Der Klient soll eine heilende innere Quelle an der gefundenen Stelle visualisieren.*

Nun visualisiere ein kleines Licht in deinem Körper, an genau der Stelle. Lass es leuchten wie eine kleine, schöne und wärmende Kerze in deinem Körper. Stell dir vor, wie dir das Licht der Kerze eine heilende Wärme schenkt, die sich langsam ausbreitet.

Genau von der Stelle aus, die du in deinem Körper gefunden hast, breitet sich ein kleines Licht immer weiter aus, das dir eine heilende Wärme schenkt. Konzentriere dich auf diese Stelle deines Körpers und lass immer mehr Wärme dort entstehn. Sie strahlt nach allen Seiten. Je mehr du dich auf diese Stelle konzentrieren kannst, umso angenehmer wird es dort. Alle Verspannungen lösen sich auf. Alle Schmerzen, alles Unwohlsein, jede Belastung. All das löst sich auf und es wird ruhiger.

6. *Der Klient soll die körperliche Lösung mit einer emotionalen Lösung verbinden.*

Richte deine Achtsamkeit immer weiter auf diese Stelle und lass sie dadurch immer sanfter und ruhiger werden. Diese Entspannung breitet sich nach allen Seiten hin aus und zeigt dir, dass tatsächlich auch die inneren Zusammenhänge gelöst werden. Je wohler dein Körper sich fühlt, umso mehr löst sich auch dein/e ... ... *(Schlagwort wiederholen)* ... ... tief in dir und es entsteht ... ... *(Ziel oder Gegenteil des Schlagwortes nennen)* ... ...

7. *Posthypnotischer Auftrag und Abschluss.*

Tief in dir wird all dein/e ... ... *(Schlagwort wiederholen)* ... ... gelöst und es entsteht dafür ... ... *(Ziel oder Gegenteil des Schlagwortes nennen)* ... ...
Und so geht es jeden Tag. Alles, was du brauchst, sind Momente der Ruhe und Achtsamkeit, in denen du dich auf deinen Körper konzentrierst und Wärme entstehen lässt. Vielleicht findest du beim nächsten Mal eine andere Stelle, an der sich deine Themen und Schwierigkeiten finden. Doch immer wieder stellst du dir das wärmende Licht vor, das dein/e ... ... *(Schlagwort wiederholen)* ... ... löst und es entsteht dafür ... ... *(Ziel oder Gegenteil des Schlagwortes nennen)* ... ...

Seifenblasen zerplatzen

Zielsetzung und Wirkungsweise:
Der Klient visualisiert seine störenden Gedanken und Einstellungen oder seine Wahrnehmung und Interpretation von Ereignissen als farbige Gedanken, die wie kleine Kügelchen in seinem Kopf durcheinander gehen. Verschiedene Aspekte seiner Problemkonstellation, wie beispielsweise Angst, Perfektionismus, schlechtes Gewissen, oder konkrete Gedanken, beispielsweise übertriebene Geldsorgen oder Krankheitsbefürchtungen (hypochondrische Gedanken) werden als farbige Gedankenkügelchen von der Atemluft eingesammelt und ausgeatmet. Als farbige Seifenblasen schweben sie durch den Raum und lösen sich auf. Gegenteilige Wahrnehmungen und Empfindungen werden gleichzeitig suggestiv in den Vordergrund gestellt.

8. *Der Klient soll sich innerlich darauf einstellen, seine Probleme als Gedanken und Gefühle zu verstehen, die nur in seinem Kopf existieren.*

Du kennst die Schwierigkeiten, die du bis heute hattest. Du kennst auch deine Ziele. Du weißt, was du erreichen willst. Du willst ... ... *(Ziele formulieren)* ... ...

Dazu ist es erforderlich, dass du deine Gedanken und Gefühle veränderst. Wenn du einmal darüber nachdenkst, verstehst du, dass deine Schwierigkeiten vor allem das Ergebnis störender Gedanken und Gefühle waren. Du möchtest also diese störenden Gedanken und Gefühle loslassen, um deine Ziele schnell zu erreichen. Vielleicht bist du ja schon gespannt darauf, wie das funktioniert. Du stellst dir einmal vor, dass jeder einzelne Gedanke ein kleines farbiges Kügelchen ist, das sich in deinem Kopf befindet. Auch alle Gefühle befinden sich als kleine Kügelchen in deinem Kopf. Du musst also nur die störenden Gedanken und Gefühle auffinden, um sie loszulassen. Du erkennst sie an ihrer Farbe. Deine Atmung hilft dir dabei.

9. *Der Therapeut legt eine Farbe für das erste Symptom fest. Die Farben können in jedem Schritt frei gewählt werden. Sie sollten deutlich gegeneinander abgegrenzt sein. Vermeiden Sie also beispielsweise hellblau und im nächsten Schritt dunkelblau.*

Betrachten wir doch beispielsweise einmal ... ... *(Symptom schildern)* ... ... So kannst du dir vorstellen, dass alle Gedanken und alle Gefühle die zu ... ... *(Symptom nennen)* ... ... gehören, die Farbe Blau tragen. In deinem Kopf gibt es also ganz viele kleine blaue Kugeln, die du loslassen kannst. Das machst du über die Atmung. Du atmest ein und die Atemluft durchströmt deinen Kopf. Du siehst es vor deinem inneren Auge. Die Atemluft sammelt alle blauen Gedanken und Gefühle ein und trägt sie mit sich. Und du atmest sie aus. Als Seifenblasen kommen sie aus deiner Nase und schweben durch den Raum. Lauter blaue Seifenblasen. Und eine nach der anderen löst sich auf. Sie zerplatzen einfach. Und du machst weiter. Du atmest ein und sammelst alle blauen Gedanken und Gefühle ein. Als Seifenblasen atmest du sie aus. Sie schweben durch den Raum und lösen sich auf. Das wiederholst du mit jedem Atemzug. Dein/e ... ... *(Symptom nennen)* ... ... löst sich immer mehr auf.

10. *Der Therapeut suggeriert, dass das tiefe Unbewusste des Klienten gleichzeitig das Gegenteil des Symptoms aufbaut, beispielsweise Mut für Angst.*

Dein tiefes Inneres lässt inzwischen neue Gedanken entstehen. Du wirst dabei … ... *(Ziel/Symptomgegenteil nennen)* … ... Das geht wie von selbst. Du atmest einfach weiter und beobachtest die blauen Seifenblasen, die sich auflösen.

11. *Der Therapeut legt eine neue Farbe für das zweite Symptom fest.*

Betrachten wir nun ... ... *(Symptom schildern)* ... ... Alle Gedanken und Gefühle die zu … ... *(Symptom nennen)* … ... gehören, sind gelb. In deinem Kopf gibt es also ganz viele gelbe Kugeln, die du loslassen kannst. Du atmest ein und sammelst alle gelben Gedanken und Gefühle ein. Und du atmest sie aus. Als Seifenblasen kommen sie aus deiner Nase und schweben durch den Raum. Lauter gelbe Seifenblasen. Und eine nach der anderen löst sich auf. Sie zerplatzen einfach. Und du machst weiter. Du atmest ein und sammelst alle gelben Gedanken und Gefühle ein. Als Seifenblasen atmest du sie aus. Sie schweben durch den Raum und lösen sich auf. Das wiederholst du mit jedem Atemzug.

12. *Der Therapeut suggeriert, dass das tiefe Unbewusste des Klienten gleichzeitig das Gegenteil des Symptoms aufbaut, beispielsweise Mut für Angst.*

Dein tiefes Inneres lässt schon wieder neue Gedanken entstehen. Du wirst dabei … … *(Ziel/Symptomgegenteil nennen)* … … Das geht wie von selbst. Du atmest einfach weiter und beobachtest die gelben Seifenblasen, die sich auflösen.

13. *Der Therapeut legt eine neue Farbe für das dritte Symptom fest.*

Als nächstes geht es um … … *(Symptom schildern)* … … Alle Gedanken und Gefühle die zu … … *(Symptom nennen)* … … gehören, sind rot. In deinem Kopf gibt es also ganz viele rote Kugeln, die du loslassen kannst. Du atmest ein und sammelst alle roten Gedanken und Gefühle ein. Und du atmest sie aus. Als Seifenblasen kommen sie aus deiner Nase und schweben durch den Raum. Lauter rote Seifenblasen. Und eine nach der anderen löst sich auf. Sie zerplatzen einfach. Und du machst weiter. Du atmest ein und sammelst alle roten Gedanken und Gefühle ein. Als Seifenblasen atmest du sie aus. Sie schweben durch den Raum und lösen sich auf. Das wiederholst du mit jedem Atemzug.

14. *Der Therapeut suggeriert, dass das tiefe Unbewusste des Klienten gleichzeitig das Gegenteil des Symptoms aufbaut, beispielsweise Mut für Angst.*

Dein tiefes Inneres lässt schon wieder neue Gedanken entstehen. Du wirst dabei … ... *(Ziel/Symptomgegenteil nennen)* … ... Das geht wie von selbst. Du atmest einfach weiter und beobachtest die roten Seifenblasen, die sich auflösen.

15. *Posthypnotische Suggestion und Abschluss.*

In tiefes Inneres prägt sich alles ein. Tief in dir weißt du, dass du tatsächlich alle störenden Gedanken und Gefühle ausatmen kannst, heute und an jedem Tag in deinem Leben. Du weißt auch, dass alles, was du loslässt, durch neue, helfende, konstruktive Gedanken ersetzt wird. Heute kannst du es spüren. Also kannst du es auch an jedem anderen Tag in deinem Leben spüren. Wann immer du willst, schließt du einfach kurz deine Augen und atmest alles Störende als farbiges Seifenblasen aus. Genau wie heute zerplatzen sie und lösen sich auf. Und du spürst neue Kraft.

Ein mysteriöses Treffen

Zielsetzung und Wirkungsweise:
Der Klient wird in eine Szenerie geführt, in der er seine Schwierigkeiten bzw. seine Symptomatik in Form einer menschlichen Gestalt trifft. Er soll erkennen und annehmen können, dass alle Symptome ein Teil von ihm sind und nicht durch Gegenwehr ausgelöscht werden können. Es soll eine innere Versöhnung mit den Problemen eingeleitet werden. Diese Vorgehensweise unterstellt, dass durch Ablehnung eigener Impulse und eigener emotionaler Anteile Krankheiten entstehen oder aufrechterhalten werden. Durch das Annehmen aller eigenen Anteile, auch und gerade der ungeliebten, soll die „Selbstzerstörung" unterbrochen bzw. beendet werden. Natürlich ist das kein Wundermittel und es wird auch nicht mit Schuldzuweisungen gearbeitet! Die meisten Klienten empfinden Erleichterung nach dieser Anwendung und schöpfen Hoffnung, auch bei schweren Krankheiten.

1. *Der Klient soll sich innerlich darauf einstellen, seine Problematik in einer Trancereise zu symbolisieren und sich zu konfrontieren.*

Du kennst die Schwierigkeiten, die du bis heute hattest. Du kennst auch deine Ziele. Du weißt, was du erreichen willst. Du willst … ... *(Ziele formulieren)* … ...
Hierzu lade ich dich heute zu einer Fantasiereise ein. In ein Land, in dem du alles wie in einem schönen Märchen erledigen kannst. Vielleicht wird es manchmal auch schwierig, möglicherweise aber auch sehr leicht. Du weißt ja, dass Märchen immer gut enden.

2. *Der Klient soll sich in eine für ihn angenehme Landschaft begeben.*

Konzentriere dich also auf deinen Atem und folge diesem Rhythmus. Atme ein und aus, ein und aus, ein und aus. Und innerlich gehst du auf eine Reise. Du fliegst durch Raum und Zeit, immer weiter und immer tiefer in dein Inneres hinein. Bis tief in deine innere Mitte, dorthin, wo alle Gefühle liegen. In deiner Fantasie kommst du in einer wunderschönen Landschaft an. Irgendwo an einem fernen Ort, der doch so nahe liegt. Tief in dir. Du folgst einem breiten Weg, der durch deine Lieblingslandschaft führt.

3. *Der Klient soll sich ganz auf sein Problem / seine Symptome konzentrieren.*

Du findest eine Kugel, die aussieht wie eine riesige Seifenblase. So groß, dass du hinein gehen kannst. Du gehst in diese Kugel hinein und stehst in einem undurchsichtigen Nebel. Du hörst ein Lachen, ein freches Grinsen. Du denkst *Was soll das?* und dann hörst du aus dem Nebel eine Stimme. Sie sagt: Du bist in der Kugel deines/deiner ... ... *(Problem oder Symptomatik mit einem Schlagwort nennen)* ... ... Komm doch näher. Dein/e ... ... *(Schlagwort wiederholen)* ... ... ist hier.

4. *Konfrontation mit der Symptomatik in Form einer mysteriösen Gestalt.*

Der Nebel legt sich langsam und du erkennst vor dir eine dunkle Gestalt. Ein Mensch, der in einen dunklen Umhang gehüllt ist. Er trägt eine Kapuze und hat kein Gesicht. Es sieht aus, als hätte diese mysteriöse Gestalt keinen Kopf. Du fragst: *Wer bist du? Was willst du von mir?* Die dunkle Gestalt antwortet: Ich bin dein/e ... ... *(Problem oder Symptomatik mit einem Schlagwort nennen)* ... ... ich warte hier schon sehr lange auf dich. So lange schon erledige ich einen Teil deiner Aufgaben.

5. *Sinnkonstruktion des Problems bzw. der Symptomatik.*

Die Gestalt erklärt dir, warum sie hier ist. Sie sagt: Auch, wenn du es nicht wusstest. Ich helfe dir oft. Ich ermögliche dir zum Beispiel, regungslos zu bleiben. Manchmal kannst du Konfrontationen ausweichen, weil es mich gibt. Kannst dich zurückziehen auf deine Probleme und Einschränkungen. Oft stört dich das. Manchmal aber auch hattest du davon Vorteile, wenn du einmal genau darüber nachdenkst. Du versuchst, gegen mich zu kämpfen. Ich zeige dir, gegen wen du kämpfst. Die dunkle Gestalt zieht die Kapuze nach hinten und zeigt ihr Gesicht. Du erkennst, dass der Mensch, der sich hinter dem schwarzen Umhang verborgen hat, genau so aussieht wie du. Als würdest du in einen Spiegel blicken.
Ich bin ein Teil von dir. Ich bin dein/e ... ... *(Problem oder Symptomatik mit einem Schlagwort nennen)* ... ... ich bin ein Teil von dir. Ich bin du. ich bin du.

6. *Annehmen der Probleme als zur eigenen Entwicklung gehörender Teil.*

Du stehst dieser Person gegenüber und erkennst dich selbst. In diesem Moment verstehst du, dass du gegen dich selbst kämpfst, wenn du gegen dein/e ... ... *(Schlagwort wiederholen)* ... ... ankämpfst. Also fragst du diese mysteriöse Person, die dir gegenüber steht, was du tun kannst, damit ... ... *(Zielformulierung)* ... ... ohne zu kämpfen. Dein Ebenbild sagt: Ich bin nur solange hier, bis du verstanden hast, dass ich ein Teil von dir bin und eine Funktion habe. Wenn du das akzeptieren kannst und etwas Gutes in mir erkennen kannst, werde ich gehen. Aber auch, wenn du nichts Gutes in mir siehst, genügt es, mich anzunehmen. Gib mir die Hand als Zeichen deines Annehmens. Du gehst auf diese Person in der Kugel zu. Es ist dein Ebenbild, du bist es selbst. Ein Teil von dir. Du streckst diesem Teil deine Hand entgegen wie eine helfende Hand. Du machst dir klar, dass du ... ... *(Schlagwort wiederholen)* ... ... die Hand gibst und damit dir selbst. Wenn du bereit dazu bist, reichst du diesem Teil von dir jetzt deine Hand.

7. *Der Therapeut suggeriert die Ablösung bzw. Auflösung des Problems.*

Du spürst diese Verbindung. Du spürst, dass all das, wogegen du gekämpft hattest, ein Teil von dir ist. Und auch dieser Teil von dir war wichtig. Er hat dich aufmerksam gemacht und dir damit auch zu diesem heutigen Schritt verholfen. Zu dem Schritt des Loslassens. So vieles kannst du nun loslassen ... ...

Nun ausführlich schildern, welche alten Denk-, Gefühls- und Handlungsmuster des Klienten losgelassen werden können. Lehnen Sie sich hier so nah wie möglich an das behandelte Thema des Klienten an und an ihre individuellen Kenntnisse von der Person.

Und während du über all das nachdenkst, hältst du weiter die Hand deines Spiegelbildes fest. Als Zeichen dafür, dass du all das bereit bist, als Teile von dir zu erkennen und anzuerkennen. Dabei zerfällt die Gestalt in dem dunklen Umhang, die ein Teil von dir war, zu weißem Staub. Ein warmer Wind weht durch die Kugel, in der du stehst und trägt den weißen Staub davon. Du fühlst dich frei. Du fühlst dich jetzt frei.

8. Posthypnotische Suggestion und Abschluss

Du gehst wieder aus der Kugel heraus. Du gehst auf den Rückweg. Noch einmal drehst du dich um und siehst, wie die Kugel sanft zerplatzt wie eine Seifenblase im Wind. Du machst dir klar, dass du all dem, was du bist, immer wieder in einer Kugel begegnen kannst. Jeden Tag, wenn du willst oder wann immer sich Probleme tief in dir melden. Immer wieder kannst du deinen inneren Anteilen die Hand reichen und dich damit mit ihnen versöhnen. Sie zerfallen dann zu weißem Staub, der vom Wind davon getragen wird. Und du fühlst dich freier.

Dein Vorbild und Du

Zielsetzung und Wirkungsweise:
Die Arbeit mit Vorbildern eignet sich vor allem zur Vorbereitung auf bestimmte Situationen, beispielsweise Prüfungen, Präsentationen oder Vorträge, Verhandlungen, Bühnenauftritte, zur Förderung künstlerischer Fertigkeiten oder auch für Sporthypnosen. Im Zustand der Trance lernt der Klient von einem selbst gewählten Vorbild. Das Vorbild wird visualisiert und der Klient beobachtet seine Fähigkeiten und Fertigkeiten aus der Sicht des Vorbildes. So übernimmt er schrittweise Merkmale seines Vorbildes in das eigene Verhaltensrepertoire.

1. *Der Klient soll ein geeignetes Vorbild visualisieren, also eine Person, die all die Fähigkeiten und Eigenschaften hat, die er sich wünscht, bzw. die besser mit den Problemen des Klienten umgehen könnte. Es spielt keine Rolle, ob seine Einschätzung des Vorbildes richtig ist. Außerdem kann auch eine Kunstfigur ein Vorbild sein.*

Du willst etwas verändern. Du willst heute an deinen Fähigkeiten arbeiten, an deinem tiefen Potenzial, das sich sogar zu einem neuen Menschen machen kann. Du willst ... ... *(Ziel formulieren)* ... ...
Du hast dich schon oft gefragt, wie du das erreichen könntest. Im Grunde genommen weißt du es ganz genau. Denn du kennst Menschen, die diese Eigenschaften und Fähigkeiten haben, die du aufbauen möchtest. Du hast diese Fähigkeiten auch, also kannst du heute lernen, sie zu nutzen. Denke nun an jemanden, der ein Vorbild sein kann, der diese Fähigkeiten bereits hat. Denke an ihn und sage dir: So will auch ich sein.
Du stellst dir schon einmal vor, wie gut es sein wird, wenn du du bist, gleichzeitig aber die Möglichkeiten und die Fähigkeiten deines Vorbildes hast. Denn genau das ist möglich. Vielleicht weißt du ja, dass du nur deswegen ein Vorbild haben kannst, weil du ganz genau weißt, wie auch du sein kannst.

2. *Der Klient wird nun angewiesen, sein Vorbild genau zu beobachten, um möglichst viele Details seiner Fähigkeiten zu erkennen.*

Stell dir nun einmal dein Vorbild genau vor. Betrachte diese Personen. Stell sie dabei in eine Situation, in der du die Eigenschaften dieses Vorbilds am besten gebrauchen könntest. Du kennst ja die Situationen, die dir so oft Schwierigkeiten gemacht haben. Dein Vorbild hat solche Situationen im Griff. Du stellst dir also vor, wie diese Personen ... ... *(typische Problemsituation schildern)* ... ...

3. *Der Klient soll nun in die Perspektive seines Vorbildes gehen, um seine Wahrnehmungsmuster oder Verhaltensweisen schrittweise zu übernehmen.*

Nun stell dich einmal hinter dein Vorbild, um ihm dann über die Schulter zu sehen. So kannst du genau erleben, wie dein Vorbild eigentlich die Situation sieht. Dann kommst du selbst in diese Sichtweise hinein, kannst sie besser nachempfinden und Schritt für Schritt übernehmen. Du lernst von deinem Vorbild. Schau einfach zu.

4. *Erster Schritt: die Sichtweise des Vorbildes übernehmen.*

Betrachte die Situation immer wieder und gehe nun selbst in dein Vorbild hinein. Du kannst durch seine Augen sehen. Du siehst die Situation genau so, wie sie von diesem guten Vorbild wahrgenommen wird.

5. *Zweiter Schritt: das Körpergefühl des Vorbildes übernehmen.*

Lass die Situation immer und immer wieder ablaufen. Du schaust immer noch durch die Augen deines Vorbildes. Du kannst alles ganz genauso wahrnehmen und auch alles ganz genauso tun. Achte einmal auf die Bewegungen deines Vorbildes, vielleicht auf die Mimik und die Gestik. Und gehe ganz in dieses Gefühl hinein. Du selbst übernimmst diese Bewegungen, die Gestik und auch die Mimik deines Vorbildes. Denn so kannst du noch viel deutlicher nachvollziehen, wie dein Vorbild denkt, fühlt und handelt.

6. *Dritter Schritt: die Einstellung des Vorbildes übernehmen.*

Du kannst aber noch tiefer in ein Vorbild hineingehen, wie ein Geist in die Person hineinschlüpfen. So kannst am besten nachempfinden, was dein Vorbild denkt und fühlt. So kannst am besten von deinem Vorbild lernen. Denn das ist es, was du willst. Du willst heute lernen, wie dein Vorbild das macht .... *(Ziele formulieren)* .... Dein Vorbild kann das. Du kannst es auch. Du lernst es gerade. Du kannst genauso stark sein, genauso souverän wie dein Vorbild.

7. *Vierter Schritt: Der Klient geht ganz in die Rolle des Vorbildes.*

Nun hast du bereits viel gelernt. Du kannst es bereits ganz genauso wie dein Vorbild. Du kannst so denken, du kannst so handeln, du kannst so sein. Du gehst also nun ganz in diese Rolle hinein. Du gehst noch einmal in die Situation. Du stehst dort. Du bist es, doch du hast alle Möglichkeiten deines Vorbildes. Du kannst die Situation ganz genauso bewältigen wie dein Vorbild, bist genauso gut und genauso stark. Du kannst alles ganz genauso. In dieses schöne Gefühl, etwas Neues gelernt zu haben, gehst du jetzt ganz tief hinein. Dein tiefes Inneres prägt sich alles genau ein.

8. *Posthypnotischer Auftrag und Abschluss.*

Genau jetzt, in diesem Moment, siehst du, dass du bereits alles kannst, was du brauchst. Und wenn du noch einmal ... ... *(Problemsituation beschreiben)* ... ... dann erinnerst du dich sofort daran, wie dein Vorbild denken und handeln würde. Du machst es genauso.

Der See der Veränderung

Zielsetzung und Wirkungsweise:
Der Klient wird mit Visualisierungen an einen kleinen See geführt, der als Projektionsfläche gespeicherter Erinnerungen an Ereignisse, Personen und Gefühle dient. Aus der symbolischen Tiefe des Sees steigen Bilder der Erinnerungen auf, die für Prozesse des Umlernens und Neulernens, aber auch für das Loslassen störender Einflüsse der Erinnerungen genutzt werden.

1. *Der Klient soll sich innerlich darauf einstellen, vergangene Ereignisse und Problemzusammenhänge zu visualisieren, um sich damit zu konfrontieren und umzulernen.*

Du hast heute ein besonderes Ziel. Es geht heute darum, loszulassen, was längst überflüssig geworden ist, um neue Wege zu gehen. Neue Wege helfen dir dabei, dich selbst von … … *(Problem formulieren)* … ... zu befreien. Eine Befreiung für immer. Und dann ... ... *(Zielformulierung)* ... ... Das ist es, was du erreichen willst. Das ist es, was du erreichen kannst. Das ist es, was du erreichen wirst. Schon heute, wenn heute schon der richtige Tag gekommen ist. Oder einfach an jedem Tag in deinem Leben. Stell dich auf eine innere Reise ein. Du kannst in deiner Fantasie überall hingehen, wo du gerne sein möchtest. Das ist ganz leicht. In deiner Fantasie. Du weißt, dass Fantasie und Wirklichkeit ganz nah beieinander liegen. Viel näher als viele glauben. Manchmal ist die Fantasie realer als die Wirklichkeit. Veränderbarer und kreativer. Du bewegst dich schwerelos und leicht, in deinem Tempo, in deiner Geschwindigkeit, tief in deinem Innern gehst du auf ein Reise.

2. *Der Klient wird an einen kleinen See im Wald geführt.*

Du stehst plötzlich mitten auf einem breiten Weg, der in einen Wald hinein führt. Du folgst diesem Weg und gehst tief in den Wald hinein. So tief, dass es immer stiller wird und du dich gleichzeitig immer wohler fühlst. Dann verlässt du den Weg und gehst zwischen den Bäumen hindurch. Immer tiefer hinein.

Du hörst Wasser plätschern und kommst zu einem kleinen See im Wald. Die Sonne scheint und spiegelt sich golden auf der Wasseroberfläche. Ein Wasserfall bringt frisches, klares Wasser in den See und ein kleiner Bachlauf lässt das Wasser weiter fließen. Du findest einen schönen Platz am Ufer und machst es dir gemütlich. Du träumst davon, wie es wäre, wenn du nun alle Schwierigkeiten loslassen könntest, wenn du nun ... ... *(Probleme benennen)* ... ... für immer loslassen könntest. Und genau das kannst du. Hier und heute. Jetzt, in diesem Moment. Du schaust auf das Wasser, und der See ist so klar und rein, dass du bis in die Tiefe sehen kannst, bis ganz auf den Boden hinab.

3. *Der Therapeut suggeriert, dass aus der Tiefe des Sees nun Bilder aufsteigen werden.*

Und langsam entstehen Bilder am Boden des Sees, die wie Bilder der Erinnerung ganz tief in dir sind. Langsam steigen einzelne Bilder auf, sie bewegen sich fließend, fast schwebend vom Boden des tiefen Sees nach oben zur Oberfläche. So wie Bilder, die aus der tiefe der Erinnerung in dir langsam aufsteigen und an die Oberfläche treten, sodass du sie wahrnehmen kannst. Zuerst siehst du nur Farben aufsteigen: rot und grün und gelb. Dann kannst du schon Formen erkennen und Bewegungen. Lass all die Bilder aufsteigen und an die Oberfläche des Sees kommen. Lass sie einfach als ineinander fließende Farben entstehen und lass sie sich wieder auflösen. Ganz von selbst werden sie dann präziser und genauer, besser zu erkennen. In Ruhe siehst du dir das Spiel der Farben und Formen an.

4. *Der Therapeut suggeriert, dass die Bilder präziser werden.*

Du siehst ein Bild von dir selbst, das vom Boden des Sees aufsteigt, wie ein riesiges Passfoto. Du kannst dich erkennen. Du siehst dein Bild im Wasser. Dein Bild.

5. *Der Therapeut lenkt die Aufmerksamkeit des Klienten auf eine Zeit vor der Entstehung der Probleme.*

Lass dein eigenes Bild nun davonschwimmen. Es wird von dem kleinen Bachlauf weggetragen. Nun steigt ein Bild auf, das in eine Zeit gehört, als du noch frei von Schwierigkeiten warst, als du noch ... ... *(Abwesenheit oder Gegenteil des Problems schildern)* ... ... Du weißt, wie es damals war. Vieles war noch in Ordnung. Du fühltest dich noch wohl. Du siehst dieses Bild aus jener Zeit aufsteigen. Es gleitet sanft nach oben. Je höher es aufsteigt, umso deutlicher kannst du es sehen. Mit jeder Sekunde steigt das Bild der guten Vergangenheit auf und zeigt sich deutlicher. Du erkennst es. Du gehst noch einmal ganz tief in diese Zeit. Du kannst spüren, was damals anders war. Du kannst dieses Bild benutzen, um jetzt tief in dir zu lernen, wie es geht, dass es noch einmal so wird wie damals, als alles noch gut war. Du nimmst all das tief in dir auf. Diese Zeit kann dir helfen, nun neue Wege zu gehen. Dich wieder zu fühlen wie in der Zeit, als du noch ... ... *(Abwesenheit oder Gegenteil des Problems schildern)* ... ...

6. *Der Therapeut lenkt die Aufmerksamkeit auf entscheidende Ereignisse, die zu der Problemlage geführt haben.*

Als nächstes steigt ein Bild auf, das dir zeigt, wie das entstanden ist, wovon du dich trennen willst. Das Bild steigt tief aus deinem Innern auf und kommt von dem Boden des Sees nach oben. Mit jedem Augenblick steigt es weiter auf und ist deutlicher zu sehen. Es zeigt dir Personen, Situationen und Ereignisse. Vielleicht als Standbild, das du zu Leben erwecken kannst, sobald es an der Oberfläche ankommt. Das Bild kommt jetzt an der Oberfläche an und läuft wie ein Film an der Wasseroberfläche. Du siehst, wie all das entstanden war, worunter du schon so oft gelitten hast. Schau es dir in Ruhe an und lass all das auf dich wirken.

7. *Der Therapeut lenkt die Aufmerksamkeit auf die Stärke der früheren, symptomfreien Zeit.*

Jetzt aber, nachdem du die alte Kraft getankt hast und dein gutes Gefühl aus der alten Zeit bereits in dir aufgenommen hast, kannst du dieses Bild und diesen Film viel ruhiger anschauen und betrachten. Du kannst viel deutlicher erkennen, was dazu geführt hat, dass es so gekommen war. Dass du ... ... *(Problem schildern)* ... ...

8. *Der Therapeut suggeriert das Loslassen der störenden Verbindung zur Vergangenheit.*

Du schaust dir das Bild an. Du erkennst, wie es zu deinen Problemen einst kam. Du siehst gleichzeitig deutlich, dass es heute anders sein kann. Dass du heute loslassen kannst. Wenn du jetzt dieses Bild weiterziehen lässt, kannst du dich von seinem Einfluss befreien und wieder frei sein. Wie damals, als alles noch in Ordnung war. Du stellst dich also auf das Loslassen ein. Du willst die Verbindung zu diesen vergangenen Ereignissen jetzt loslassen. Deine Erinnerung bleibt Erinnerung. Doch gehört sie der Vergangenheit an.
Das Bild löst sich langsam an der Oberfläche des Wassers auf. Es verliert sich in einzelnen Farben, die ineinander schwimmen. Die aufgelösten Farben werden von dem Bachlauf weggetragen. Der See wird wieder rein und klar. Der Wasserfall bringt frisches Wasser, das dem See neues Leben schenkt. Alle vergangenen Bilder lässt du wegschwimmen und sich im Wasser auflösen. Zeit für Neues. Zeit für Neues. Vergangenheit löst sich auf. Vergangenheit löst sich jetzt auf.

9. *Der Therapeut lenkt das Interesse des Klienten auf Umorientierung.*

Du stehst auf und gehst wieder durch den Wald, um einen neuen Weg zu finden. Du suchst einen neuen Weg zwischen all den Bäumen und Hindernissen hindurch zu einem guten Weg. Du findest den Weg. Einen neuen und guten Weg, der in deine Zukunft führt, eine Zukunft, in der du ... ... *(symptomfreie Zukunftsvision schildern)* ... ...

Nun ausführlich schildern, wie die Zukunft aussehen wird. Beschreiben Sie ein Bild, in dem der Klient frei von seinen Problemen oder Symptomen ist und die notwendigen Stärken aufgebaut hat. Lehnen Sie sich hier so nah wie möglich an das behandelte Thema des Klienten an.

10. *Posthypnotischer Auftrag und Abschluss.*

Jeden Tag findest du einen guten Weg der Befreiung, einen guten Weg für dich und dein Leben. Jeder Tag ist ein Tag des Neuen und Freien, ein Tag ... ... *(Ziel noch einmal als kurze und präzise Suggestion oder Affirmation formulieren)* ... ... Schon morgens, wenn du aufstehst, ist der erste Schritt ein Schritt auf deinem neuen Weg.

Ansprache an den Körper

Zielsetzung und Wirkungsweise:
Diese Variante eignet sich vor allem zur Behandlung von psychosomatischen Krankheiten. Der Klient soll sich auf die Funktion seines Körpers besinnen und sich auf die guten Eigenschaften seines möglicherweise stark schmerzenden oder leidenden Körpers konzentrieren. Indem er sich bei seinen gesunden Körperteilen bedankt, stellt er seine Selbstheilungskräfte in den Fokus seiner Aufmerksamkeit und aktiviert die innere Bereitschaft zur Heilung.
Der Beispieltext muss bei dieser Anwendung stärker verändert werden als bei den anderen Texten in diesem Buch. Bauen sie die Reihenfolge so auf, dass der kranke Körperteil am Ende angesprochen wird. Ergänzen sie ggf. weitere Körperteile. Es können nicht alle im Beispieltext ausformuliert werden. Orientieren sie sich bei ihren Formulierungen an den vorgegebenenTexten.

1. *Der Klient soll sich auf die positiven und helfenden Fähigkeiten seines Körpers besinnen.*

Du weißt, wie es ist, einen Körper zu haben, der nicht immer richtig funktioniert. Du kennst die Tage, an denen es nicht leicht ist, körperlich gesund zu werden. Und das willst du nun mit aller Kraft. Körperlich wieder gesund werden. So gesund wie es irgendwie geht. So schmerzfrei und beweglich wie irgendwie möglich. Du findest heute, tief in deinem Innern, eine helfende Kraft. Eine Kraft, die dir dabei helfen wird, deinen Körper zu heilen, soweit es irgendwie geht. Dazu richtest du deine Achtsamkeit heute auf die helfende Seite deines Körpers, denn auch die gibt es.

2. *Der Klient soll eine bejahende Grundhaltung zu dem Potenzial seines Körpers aufbauen.*

Du sprichst also heute einmal mit deinem Körper. Du gehst in diesen direkten Kontakt und richtest deine Achtsamkeit auf all das, was dein Körper schon für dich getan hat. Du bedankst dich heute einmal bei deinem Körper für all das, was eben gut funktioniert. Auch dafür, dass er dir helfen kann und helfen wird, gesünder zu werden.

Nun werden die Körperteile nacheinander betrachtet. Hierbei sollten sie den belasteten Teil, der die Krankheit oder die Schmerzen trägt, ganz ans Ende stellen. Die Reihenfolge der einzelnen Körperbereiche ist beliebig. Verändern sie also den Ablauf so, dass es für ihren Klienten passt und ergänzen sie ggf. ein Körperteil, wenn es hier fehlt.

Für die ausgewählten Körperbereiche habe ich ihnen hier jeweils einen Mustertext abgedruckt. Dabei ist immer auch ein Teil für den Fall enthalten, dass es sich um den kranken /schmerzhaften Körperbereich handelt. Diesen Teil habe ich jeweils kursiv gedruckt, weil er nur dann verwendet werden sollte, wenn dort die Krankheit liegt. Für fehlende Körperstellen, beispielsweise spezielle Organe können sie leicht einen ähnlichen Text erstellen. Diese körperbezogene Hypnose kann ich leider nicht so allgemein formulieren wie die anderen Anwendungen in diesem Buch. Das ergibt sich aus der Vielfalt an Möglichkeiten körperlicher Erkrankungen. Ich möchte ihnen diese „Ansprache an den Körper" dennoch hier näher bringen, da sie in der Praxis sehr wirksam ist.

3. *Ansprache an die Hände*

Zuerst richtest du dich an deine Hände. Du bedankst dich dafür, dass sie immer wieder zugepackt haben. Sie haben oft festgehalten, oft losgelassen. Sie verrichten täglich ihren kraftvollen Dienst, so gut sie es können. Sie können dir auch Hinweise geben, wann du besser loslassen solltest. Achte auf das Gefühl in deinen Händen. Sie signalisieren dir, wann du auch innerlich loslassen kannst. Auch das, was dich krank machen konnte.

Falls die Hände betroffen sind:
Jetzt, da deine Hände nicht mehr so zugreifen können, ist es Zeit, vieles loszulassen, was dich belastet, all das ... ... (emotionale Belastungen des Klienten einbauen) ... ... Du dankst deinen Händen dafür, dass sie immer noch versuchen zu helfen und wieder stark zu werden für dich. Je mehr du loslassen kannst, desto schneller versuchen deine Hände, wieder gesünder zu werden.

4. *Ansprache an die Armen*

Dann sprichst du mit deinen Armen. Sie halten deine Hände und heben Lasten hoch. Du weißt, wie schwer Belastungen zu tragen sind, innerlich und äußerlich. Deine Armen haben immer dabei geholfen. Du dankst ihnen jetzt dafür und sie helfen dir auch weiterhin.

Falls die Arme betroffen sind:
Zurzeit fällt es deinem linken/rechten Arm nicht leicht, mit Belastungen umzugehen. Er ist müde geworden und braucht neue Kraft. Du verabschiedest dich innerlich von ... ... (emotionale Belastungen des Klienten einbauen) ... ... und stellst dich darauf ein, loszulassen. So können sich deine Arme dann auch wieder erholen, denn sie sind ein Spiegel deines inneren Haltens und Tragens.

5. Ansprache an den Rücken

Als nächstes wendest du dich an deinen Rücken. Der trägt viele Lasten. Er hält den Körper außerdem aufrecht und gerade. Dein Rücken hat schon so häufig gute Dienste für dich getan. All die Jahre gut funktioniert und sich nie beklagt. Du dankst ihm für seinen treuen Dienst.

Falls der Rücken betroffen ist:
Doch irgendwann kam es dann anders. Dein Rücken hat angefangen weh zu tun. Die Belastung wurde zuviel. Der Rücken hat sein Bestes gegeben, so wie du. Doch manchmal kommt es zu hart. So war es auch bei dir. Nun braucht dein Rücken Schonung. Er braucht deine Hilfe. Du versuchst daher, alle überflüssigen Belastungen, alles überflüssige Festhalten an ... ... (emotionale Blockaden/Belastungen schildern) ... ... zu beenden. So geht es euch beiden besser. Deinem Rücken und dir.

6. *Ansprache an die inneren Organe*

Dann sprichst du mit den inneren Organen. Du dankst ihnen dafür, dass sie alle ihre Arbeit so oft so gut verrichtet haben. das Zusammenspielt aller Organe ermöglicht das Leben. Und jedes Organ hat immer versucht, seinen bestmöglichen Beitrag zu leisten. Sie arbeiten wie eine Kette und ziehen an einem Strang. Doch manchmal reißt eine Kette auch oder kann nicht mehr so stark arbeiten, weil ein Kettenglied schwächer geworden ist.

Für ein betroffenes Organ:
Dein/e ... ... (Organ nennen) ... ... konnte die Belastungen im Innern nicht mehr voll tragen. Du hast es nicht gemerkt. Als dein Helfer wollte dieses Organ dir viel Last abnehmen und gut weiter funktionieren. Doch jetzt ist eine Pause erforderlich. Jetzt braucht es deine Hilfe. Durch deine Achtsamkeit und Würdigung fühlt es sich schon wohler und kann wieder gesünder werden.

7. Ansprache an das Herz

Dann richtest du dich an dein Herz. Es pumpt immer wieder Blut in den Körper und versorgt alle Organe mit Sauerstoff und Leben. Du dankst deinem Herzen, dass es all die Jahre für dich geschlagen hat. Ohne Pause. In ruhigen, aber auch in stürmischen Momenten. Es arbeitet immer und ruht sich nur in den kleinen Pausen zwischen den Schlägen aus. Deine Lebensquelle.

Falls das Herz betroffen ist:
Dein treuer Diener ist inzwischen kraftlos geworden. Dein Herz braucht mehr Ruhe und Schonung. Es pumpt immer noch fleißig weiter für dich, um dir Gutes zu tun, um dich am Leben zu halten. Du versprichst deinem Herzen, nun auch ihm zu helfen, ein treuer Helfer zu sein. Belastungen loszulassen. So frei wie möglich zu sein. Dazu versuchst du ... ... (emotionale/psychotherapeutische Zielsetzungen formulieren) ... ... Damit wird dein Herz ruhiger, kann sanfter seine Arbeit verrichten.

8. Ansprache an die Beine

Du richtest deine Achtsamkeit auf deine Beine. Du bedankst dich bei ihnen. dafür, dass sie deinen Körper so lange getragen haben. Sie tragen den Körper, halten ihn aufrecht und bringen dich von einem Ort zum anderen. Sie haben dabei geholfen, auch mal schneller zu sein. Sie begleiten dich treu und helfend.

> *Falls die Beine betroffen ist:*
> *Seit einiger Zeit aber hat die innere Kraft der Beine nachgelassen. Sie schaffen das Pensum nicht mehr. Das schnelle Tempo ist im Moment nicht möglich. Die Beine brauchen diese Pause, um zu erholen, so wie du. Du schenkst ihnen dein Vertrauen. Vertrauen darin, dass durch deine Hilfe ihre Kraft wieder zurückkehrt. Du nimmst dir vor, langsamer zu sein und mehr auf dein Inneres zu schauen. Loszulassen, was dich belastet, vor allem auch ... ... (emotionale/psychotherapeutische Zielformulierung) ... ... um dann innerlich kraftvoller zu werden, auch für die Beine.*

9. Ansprache an die Haut

Schließlich richtest du dich an deine Haut. Dieses große Organ wird so oft von uns übersehen. Wir nehmen es manchmal als selbstverständlich, dass es da ist. Doch heute ist es anders. Heute bedankst du dich bei deiner Haut. Dafür, dass sie dir Schutz und Wärme gegeben hat. Dafür, dass sie die Knochen und das Innere vor Angriffen schützt. dafür, dass sie Schmutz aufnimmt und wieder abwäscht, damit dein Inneres sauber und klar bleibt.

Falls die Haut betroffen ist:
Seit einiger Zeit nun hat deine Haut selbst Schwierigkeiten. Kann dich immer noch schützen, doch braucht selbst auch Hilfe und Schutz. Du versprichst deiner Haut, dass du alle Belastungen von Innen bereinigen willst. So kann sie sich besser erholen. So bleibt deine Haut von innen beschützt und gepflegt. Mit dem Äußeren kommt sie klar. Das Innere erledigst einfach du … … (psychotherapeutische Zielformulierung) … …

10. Posthypnotischer Auftrag und Abschluss

Nun gönnst du dir noch etwas Ruhe. Du lässt deinen Körper ruhen und vertraust auf seine Hilfe. Ebenso sagst du deinem Körper deine Hilfe zu. Du schließt einen Pakt mit all deinen Körperteilen. Du versicherst deinem Körper, dass du alles tun wirst, um deine tiefen Empfindungen zu verstehen. Um deine Denkmuster und Handlungen zu erkennen. Du willst verstehen, warum du teilweise noch ... ... *(emotionale/psychische Problemkonstellation formulieren)* ... ... um all das aufzulösen. Du willst so schnell wie möglich und so gründlich wie möglich ... ... *(psychotherapeutische Zielformulierung)* ... ... um innerlich frei und gesund zu werden. Als Gegenleistung bemüht sich dein Körper, jeder einzelne Teil deines Körpers, so schnell wie möglich gesünder und wieder stark zu werden. Das soll euer Pakt sein. Und je mehr du zur inneren Klärung bereit bist, je mehr du alte Verstrickungen und Muster loslässt, je mehr du ... ... *(Zielformulierung)* ... ... umso mehr bemüht sich dein Körper, gesund zu werden.

Die Zeitreise

Zielsetzung und Wirkungsweise:
In einer Fantasiereise wird der Klient in eine symptomfreie Zeit zurück versetzt, um an seine früheren Wahrnehmungsmuster oder Verarbeitungsstrategien anzuknüpfen. Diese werden verankert und mit in die Gegenwart transportiert. Diese Methode eignet sich, wenn Klienten Symptome oder Schwierigkeiten haben, die zu einem früheren Zeitpunkt, an den sie sich noch erinnern, nicht da waren. Beispielweise bei Angstzuständen, die vor einigen Monaten oder Jahren noch völlig fremd für den Klienten waren. Zur Bearbeitung von Selbstunsicherheit oder anderen Empfindungen, die in der subjektiven Wahrnehmung des Klienten schon immer vorhanden waren, eignet sich diese Methode nicht.

1. *Der Klient wird auf eine Zeitreise vorbereitet, die in seiner Vorstellungswelt ablaufen soll. Es soll eine Phase der Vergangenheit gefunden werden, als die Probleme oder Symptome noch nicht existierten.*

Du bist heute hier, um etwas zu verändern. Du kennst die Schwierigkeiten, die du schon so oft hattest. Und schon oft hast du dich gefragt, wie du das früher gemacht hast. Denn es gab einmal eine Zeit, als alles noch anders war. Vielleicht ist es lange her, doch du ... ... *(vergangener Zustand, der dem Zielzustand entspricht, erläutern)* ... ...

Du weißt also, dass du dich von innen heraus verändern kannst. Du machst dir klar, dass du all das, was du zu dieser Veränderung brauchst, bereits hast. Denn es gab diese Zeit, als es genauso war, wie du es auch heute haben willst. Wenn du nun also zurückgehen könntest in diese Zeit, um dich selbst dort zu besuchen um dann von dir selbst zu lernen, dann kann es sogar einfach sein, diesen Zustand noch einmal in dir zu wecken. Du kannst so sein wie früher. Zunächst einmal werde ich dir dabei helfen, in diese Zeit zu gehen, damit du dort dich selbst erleben kannst. Damit du dich selbst dort abholen kannst.

2. *Der Therapeut führt den Klienten in der Zeit zurück. Der Klient findet dabei den geeigneten Zeitpunkt.*

Stell dir einmal vor, du stehst in einem endlos langen Flur. In diesem Flur hängen lauter Spiegel an der Wand. Jeder einzelne Spiegel so hoch, dass du dich ganz darin sehen kannst. Du stehst vor dem äußerst rechten Spiegel und schaust hinein. Du siehst dein Spiegelbild. Dann gehst du langsam nach links, Schritt für Schritt, Spiegel für Spiegel. Jeder Spiegel steht für ein Jahr. Du siehst also schon in dem zweiten Spiegel, dass du etwas jünger bist. Du siehst dich selbst vor einem Jahr in diesem Spiegel. Dann gehst du weiter und weiter. Mit jedem Spiegel wirst du etwas jünger. Vielleicht verändert sich deine Frisur immer mehr. Vielleicht die Farbe deiner Haare und auch deine Gesichtszüge werden langsam jünger. So gehst du mit jedem Spiegel um ein Jahr zurück und kommst immer mehr in deine Vergangenheit hinein. Vielleicht verändert sich auch dein Körper. Vielleicht warst du ja früher einmal etwas dicker oder auch dünner. Wenn Du ganz weit zurückgehst, wirst du vielleicht auch kleiner.

3. *Der Klient nähert sich dem Ziel. Durch sprachliche Führung des Therapeuten fokussiert er seine Erinnerungen.*

Und schon bald hast du die richtige Zeit erreicht. Du siehst sie schon näher kommen. Diese Zeit, als es dir noch besser ging. Vielleicht bist du ein gutes Stück jünger als heute. Vielleicht bist du sogar kleiner, weil du ein Kind bist. Manchmal lohnt es sich, in eine sehr weit entfernte Zeit zurückzugehen, um die eigene Kraft zu finden.

Du kommst also bei dem richtigen Spiegel an und siehst dich darin. Du erkennst dich natürlich. Du siehst aber anders aus. Du hast andere Gefühle, andere Gedanken, andere Fähigkeiten. Dieser Spiegel ist ein ganz besonderer Spiegel. Du kannst nicht nur hinein sehen. Du kannst hineingehen und damit eine Welt betreten, die in deiner Vergangenheit einmal sehr wichtig war. Geh also hinein. Erinnere dich an diese Zeit. Lass sie noch einmal erwachen. Begegne dir selbst und spüre, dass du ... ... *(vergangener Zustand, der dem Zielzustand entspricht, erläutern) ... ...*

4. *Der innere Zustand des Klienten, der seinem gewünschten Zielzustand entspricht, wird nun in die Wahrnehmung und das Verhalten integriert.*

Und nun stellst du dir eine typische Situation vor, die dir schon oft Schwierigkeiten gemacht hat. Du weißt, dass diese jüngere Ausgabe von dir selbst, der du hier begegnet bist, gut mit der Situation fertig wird. Schicke nun dich selbst als jüngere Personen mit all diesen Fähigkeiten und Eigenschaften in diese Situation. Und beobachte dich selbst. Schau dir an, wie dein jüngeres Ich denkt, wie es fühlt, wie es handelt.
All das spürst du auch in dir noch einmal. Immerhin bist du es, den du da beobachtest. Du machst dir noch einmal klar, dass du gerade von dir selbst lernst, wie du sein kannst. Wie du schon einmal warst. Wie du tief im Innern immer noch bist. Und wie du immer sein kannst. Du bist ………. *(vergangener Zustand, der dem Zielzustand entspricht, erläutern)* ……….

Du stehst neben dir selbst, in einer früheren Zeit, die du hier und heute, genau jetzt, wieder aufleben lässt. Vielleicht spürst du schon diese Kraft, diese Energie, die Magie der Veränderung.

5. *Verankerung des früheren Zustandes.*

Du bist in deiner eigenen Vergangenheit. Du spürst, dass alles anders ist, hier in der Vergangenheit. Alles ist besser. So wie du es willst. Doch für dich ist es Gegenwart. Denn du bist ja hier. Du siehst dich selbst als jüngere Person, in der Zeit, in der du dich jetzt befindest. Du stellst dir vor, wie diese jüngere Person jeden Tag deines Lebens gestalten kann. Du selbst bist diese jüngere Person. Du selbst kannst all das. Du prägst es dir ein, um es auf dem Rückweg mitzunehmen.

6. *Rückweg in die heutige Zeit.*

Dann gehst du zurück. Du gehst an den Spiegeln vorbei und kannst hineinsehen. Mit jedem Spiegel wirst du wieder älter und vielleicht auch größer. Dein Aussehen verändert sich. Deine Haare, deine Gesichtszüge und auch deine Körperhaltung ändern sich, indem du wieder in die heutige Zeit zurückkommst. Du bringst die guten und hilfreichen Eigenschaften und Fähigkeiten deines jüngeren Ichs mit. Du kannst mit allen Schwierigkeiten viel besser umgehen, je näher du der Gegenwart kommst.

7. *Posthypnotische Suggestion und Abschluss.*

Während du dich der Gegenwart näherst, machst du dir noch einmal klar, dass du jeden Tag die Fähigkeiten nutzen kannst, die du bei deinem jüngeren Ich abgeholt hast. Du kannst sie jederzeit nutzen, das weißt du. Und wenn das nicht genügen sollte, kannst du dir deine eigenen Fähigkeiten ja jeden Tag noch einmal abholen. Dein jüngeres Ich ist ja in dir. Du weißt es. Und immer, wenn du denkst, du kommst nicht weiter, und immer, wenn du spürst, dass deine früheren Schwierigkeiten noch einmal zurückkommen könnten, macht sich dein Unterbewusstsein sofort auf den Weg in die Zeit deiner größten Fähigkeiten und holt dich dort ab. So kannst du immer und überall sofort auf deine guten Fähigkeiten zugreifen. Immer und überall.

Lösungen finden im Wald der Gedanken

Zielsetzung und Wirkungsweise:
Die folgende Anwendung soll dem Klienten helfen, die eigenen Gedanken zu sortieren und eine klare Entscheidung treffen zu können oder eine helfende Idee für die eigene Problemsicht und Aufarbeitung zu finden. Hierzu werden dem Klienten in einer Naturlandschaft (am besten in einem imaginären Wald) verschiedene Glaubenssätze seiner persönlichen Problemsicht präsentiert. Anschließend findet er den „richtigen" Gedanken, der die innere Perspektive ändern kann oder neue Impulse der persönlichen Entwicklung bringt.

1. *Der Klient soll sich innerlich darauf einstellen, seine Probleme als Gedanken und Gefühle zu verstehen, die nur in seinem Kopf existieren.*

Du kennst die Schwierigkeiten, die du bis heute hattest. Du kennst auch deine Ziele. Du weißt, was du erreichen willst. Du willst ... ... *(Ziele formulieren)* ... ...
Dazu ist es erforderlich, dass du deine Gedanken und Gefühle veränderst. Wenn du einmal darüber nachdenkst, verstehst du, dass deine Schwierigkeiten vor allem das Ergebnis störender Gedanken und Gefühle waren. Du möchtest also diese störenden Gedanken und Gefühle loslassen, um deine Ziele schnell zu erreichen. Am einfachsten ist es dann, alte Gedankenmuster loszulassen, die du schon jetzt nicht mehr brauchst. Einen neuen, kreativen und helfenden Gedanken zu finden, das ist dein Ziel für heute.

2. *Der Klient wird in eine Naturlandschaft geführt; hier in einen Wald, der die Gedanken symbolisiert.*

Du machst heute eine Reise in deiner Fantasie und gehst auf eine schöne, blühende Blumenwiese. Dort schaust du dich um. In der Nähe gibt es einen Wald. Du kannst ihn vor deinem inneren Auge sehen. Du kannst ihn dir vorstellen. Das ist ganz leicht.

3. *Der Klient soll einen Wald visualisieren und seine eigene Gedankenwelt damit abbilden.*

Du gehst auf diesen Wald zu und folgst einem breiten Weg, der dort hinein führt. Es ist der Wald deiner Gedanken. All deine Gedanken sind hier versammelt. Die alten Gedanken der Vergangenheit, jeder Gedanke der Gegenwart und auch jeder Gedanke, den du eines Tages noch denken wirst. Alles ist bereits hier in diesem Wald. Du siehst die hohen, alten Bäume und folgst deinem Weg immer tiefer in den Wald deiner Gedanken hinein. Immer tiefer und tiefer.

4. *Der Klient begegnet alten Gedanken(mustern), die er ablegen möchte.*

Du bleibst auf deinem Weg und überall am Wegesrand liegen riesige Steinbrocken. Jeder von ihnen enthält eine Inschrift. Eine Gravur. manchmal steht ein Satz auf einem Steinbrocken geschrieben, manchmal auch nur ein Wort. Einige enthalten vielleicht auch Bilder oder Symbole. Diese dicken, schweren Steinbrocken sind Gedenktafeln deiner eigenen Gedanken. Du kannst deine eigenen Gedanken hier erkennen.

5. *Einzelne (störende) Gedankenmuster werden fokussiert; nicht mehr als 3, sonst wird es zu komplex.*

Du kommst zu einer Gedenktafel, auf der steht: ... ... *(typische Problemsicht oder Gedanken des Klienten als Schlagwort, Bild oder als kurzen Satz formulieren)* ... ...
Du kennst diesen Gedanken. Du weißt, wie oft du so gedacht hast und wie schwer dir dieser Gedanke das Leben oft gemacht hat. Du wolltest ihn oft schon loslassen.
Dann findest du einen Stein, auf dem steht: ... ... *(typische Problemsicht oder Gedanken des Klienten als Schlagwort, Bild oder als kurzen Satz formulieren)* ... ...
Auch das klingt vertraut. Auch diese Sichtweise kennst du. Auch diese ist viel zu alt. Du brauchst sie nicht mehr. Du kannst sie loslassen.
Dann findest du einen Stein, auf dem siehst du: ... ... *(typische Problemsicht oder Gedanken des Klienten als Schlagwort, Bild oder als kurzen Satz formulieren)* ... ...
Auch dieser Gedanke scheint immer da zu sein. Doch du willst heute andere Wege gehen. Heute und an jedem Tag in deinem Leben, einen neuen Weg finden.

6. *Der Klient soll sich darauf einstellen, neue Wege in seinen Gedanken zu gehen.*

Du überlegst dir also hier und heute, deinen Weg zu ändern, endlich die eingetretenen Pfade zu verlassen. Du verlässt also diesen breiten und bekannten Weg und gehst mitten zwischen den Bäumen hindurch. Du verlässt jetzt den Weg durch deine Gedanken und gehst zwischen den Bäumen hindurch. Immer tiefer gehst du in diesen Wald all deiner möglichen Gedanken. Es wird immer dunkler und dennoch fühlst du dich wohl. Immer tiefer gehst du in diesen Wald. Du siehst plötzlich, dass überall Steinbrocken liegen. Ganz im Dunkeln. Viele tragen noch keine Inschrift, weil du neue Gedanken entwickeln kannst. Überall gibt es diese Steinbrocken und du gehst mitten zwischen ihnen hindurch. Manche leuchten auf, ganz kurz. Dann werden sie wieder dunkel. Überall blitzt und funkelt es. Gedankenblitze, die hier und da auftauchen und wieder vergehen. Und du gehst immer tiefer in den Wald deiner Gedanken hinein. Du suchst einen speziellen Gedanken, der gerade neu entsteht.

7. *Der Klient soll einen speziellen Gedanken entwickeln. Das kann eine Entscheidung sein oder eine neue Perspektive, je nach Thema und Zielsetzung der Hypnose.*

Du konzentrierst dich auf dein heutiges Ziel. Du weißt, dass du heute ... ... *(Zielsetzung der Hypnosesitzung formulieren) ... ...*

Also findest du auch heute den richtigen Gedanken dazu, die richtige Idee *(alternativ: ... die richtige Entscheidung ...)*. Denn alle deine Gedanken sind hier. Vor allem auch die, die gerade erst entstehen. Die neuen und kreativen Ideen. Du näherst dich einem großen Steinbrocken. Der größte, den du finden kannst, liegt direkt vor dir im Dunkeln. Auf diesem Stein steht dein heutiger Gedanke. Der Gedanke, der gerade jetzt der aller wichtigste ist. Denn du brauchst und findest den besten Gedanken, der dir helfen kann ... ... *(Zielformulierung mit Zukunftsperspektive) ... ...*

Beschreiben sie kurz, was der Klient erreichen will, und schildern sie ein konstruktives Zukunftsbild davon, was daraus folgern wird. Zwei oder drei Sätze genügen.

8. *Der entscheidende neue Gedanke soll jetzt sichtbar werden.*

Du näherst dich diesem Stein, der noch im Dunkeln liegt. Und plötzlich fällt ein goldener Sonnenstrahl durch die Baumkronen des Waldes und trifft den Stein deines neuen Gedankens. Er ist hell erleuchtet. Du gehst näher heran. Noch näher. Du erkennst jetzt die Inschrift oder das Bild auf dem Stein. Du kannst lesen, was darauf steht. Dein wichtigster Gedanke steht auf diesem Stein und du siehst ihn. Er wird immer heller und heller. Immer klarere und deutlicher erkennbar. Sieh genau hin. Du erkennst deinen wichtigsten, deinen neuen Gedanken. Jetzt!

9. *Der neue Gedanke (das neue Denkmuster) soll etabliert werden.*

Du nimmst diesen Gedanken ganz tief in dir auf und lässt ihn wirken, was auch immer dort steht. Selbst, wenn du den neuen Gedanken, dein neues Denkmuster noch nicht richtig erkennen solltest. Der Gedanke ist hier und er ist neu. Alles ist anders. Konstruktiver und besser für dich. Lass also all das tief für dich wirken und habe Vertrauen.

Dein neuer Gedanke bringt Veränderung. Er hilft dir dabei ... ... *(Zielformulierung)* ... ... Er fließt als Gefühl ganz tief in deinen Körper und hilft dir. Selbst, wenn du ihn noch nicht verstehen solltest. Lass ihn wirken. Lass ihn dir helfen, dich von den alten Denkmustern zu befreien.

10. Posthypnotischer Auftrag und Abschluss

Du gehst wieder zurück und nimmst den neuen Gedanken mit, zwischen den Bäumen hindurch zum Weg. Du siehst, dass die alten Steinbrocken immer noch am Wegesrand liegen, doch ihre Inschrift verblasst immer mehr. Du brauchst die alten Gedanken nicht mehr ... ... *(alte Gedankenmuster kurz wiederholen)* ... ... Ab sofort hast du dein neues Gedankenmuster, deinen neuen Weg. Du wirst dadurch ... ... *(Zielformulierung mit Zukunftsperspektive)* ... ... Du machst dir klar, dass du jeden Tag in einem Wald von Gedanken stehst und immer wieder den findest, der am besten ist, der von selbst aufleuchtet. Jeden Tag.

Der Arm der Wahrheit

Zielsetzung und Wirkungsweise:
Die folgende Anwendung sollte ohne Tranceeinleitung gemacht werden, denn sie wirkt dann umso nachdrücklicher. Es wird eine Armkatalepsie (Unbeweglichkeit des ausgestreckten Armes) eingerichtet, die ein „falsches" Gedankenmuster symbolisiert. Die Umkehrung der Katalepsie steht als Symbol für die Befreiung von eingefahrenen Gedanken. Natürlich kann das Ganze auch nach einer ausführlichen Tranceeinleitung gemacht werden, doch empfehle ich, gerade darauf zu verzichten, weil die funktionierende Katalepsie ohne Hypnose mehr Eindruck hinterlässt. Geübte Hypnotiseure wissen: Katalepsie funktioniert auch <u>ohne</u> Hypnose, doch wenn es funktioniert <u>ist</u> es Hypnose!

1. *Der Klient soll sich darauf konzentrieren, dass seine Probleme bzw. seine Symptome Folge innerer Glaubenssätze sind, die veränderbar sind.*

Ich möchte dir einmal zeigen, dass dein/e ... ... *(Problem oder Symptom nennen)* ... ... zum großen Teil ein eingefahrener Glaubenssatz ist. Ein Glaubenssatz, den du loslassen kannst, um damit dann dein/e ... ... *(Problem oder Symptom nennen)* ... ... loszulassen. Meistens ist es so, dass Probleme eine zeitlang einen Sinn haben. Auch du hast ... ... *(Problem oder Symptom nennen)* ... ... einmal gebraucht. Als Warnsignal, als Zeichen, dass tiefe Gefühle in dir gesehen werden sollen. Jetzt aber ist es an der Zeit, loszulassen. ... ... *(Problem oder Symptom nennen)* ... ... hat ausgedient. Du aber glaubst, dass sie nicht so einfach weggehen kann. Ich behaupte nun, dass sie vor allem geblieben ist, weil du dir nicht richtig vorstellen kannst, dass sie verschwinden kann. Wahrscheinlich kannst du dir auch nicht vorstellen, dass du deinen Arm nicht mehr bewegen könntest, weil du dir plötzlich einbildest, dass es nicht mehr geht. Das glaubst du wahrscheinlich nicht.

2. *Der Klient soll sich darauf einstellen, nun einen neuen Weg zu gehen, einen therapeutischen Schritt zuzulassen..*

Also gut. Ich möchte dir etwas zeigen, was dir dein eigenes Denken demonstrieren kann. Das Denken tief in dir drin. Das unbewusste Denken. Doch auch das kannst du beeinflussen. Ich helfe dir dabei.

3. *Eine Armkatalepsie wird ohne vorherige Tranceeinleitung eingerichtet (nur Mut, es ist leicht!)*

Streck jetzt einmal deinen rechten Arm gerade aus *(Achten sie darauf, dass der Arm durchgestreckt wird und waagerecht nach vorne gehalten wird, bei Linkshändern bitte den linken nehmen).* Jetzt such dir einen Punkt auf deiner Hand und richte deinen Blick darauf, zum Beispiel einen Knöchel. Bleib auf diesem Punkt. Nun stell dir einmal vor, dass dieser Arm immer länger wird. Er streckt sich immer länger. Schau auf deinen Knöchel. Der Arm wird zwei Meter lang, drei Meter lang. Immer länger. Stell es dir vor. Dein Arm wird fünf Meter lang, zehn Meter lang. Immer länger. Er wird sogar hundert Meter lang. Dabei wird er immer fester und stabiler. Je länger er wird, umso fester wird dein Arm.

Diese einfache Übung können sie auch als Suggestibilitätstest machen. Sie funktioniert sehr gut und ist wirklich ohne vorherige Tranceeinleitung in kurzer Zeit machbar. es dauert nicht länger als ein oder zwei Minuten, bis der Arm auf die Aufforderung, nach unten gedrückt zu werden, gerade und fest bleibt. Einfache aber wirksame Suggestion!

Dein Arm wird zweihundert Meter lang. Einen Kilometer. Schau auf den Knöchel. Dein Arm streckt sich, wird immer länger, zehn Kilometer lang ist dein Arm. Er bohrt sich durch die Stadt. Und jetzt stell dir einmal vor, dass dein Arm immer fester wird, je länger er wird und lass ihn noch länger werden. Stell dir vor, dass jeder Versuch, deinen Arm zu bewegen, dazu führt, dass er noch einen Kilometer länger wird. Und fester. Sobald du versuchen würdest, deinen Oberarm nach unten zu drücken, wird dein Arm noch länger und fester. Du versuchst jetzt einmal, deinen Oberarm nach unten zu drücken und dein Arm streckt sich. Noch einmal. Versuch, deinen Oberarm nach unten zu drücken und dein Arm streckt sich. Versuch es noch einmal und dein Arm wird noch länger und fester. Versuch es noch einmal. Dein Arm bleibt fest. Es geht nicht mehr. Genau so fest ist dein Glaube, dass ... ... *(Problem oder Symptom nennen)* ... ... unveränderbar wäre.

4. *Die Symptomatik wird mit der Katalepsie verbunden, und die Katalepsie wird aufgehoben als Symbol der Befreiung vom Problem.*

Wenn ich dir nun sage, dass das nicht stimmt. dass du nur zwei unvereinbare Dinge miteinander verbunden hast, kannst du dir einfach einmal vorstellen, du könntest dich ... ... *(Problem oder Symptom nennen)* ... ... befreien, wenn du deinen Arm auch wieder bewegen kannst. Du stellst dir einfach vor, dass dein Arm beim nächsten Versuch, ihn zu bewegen sofort ganz kurz und beweglich wird. Dein Arm ist beweglich. Du musst es nur wissen. Dein Arm ist vollkommen beweglich. Bewege deinen Arm ...

Besprechen Sie nun diese Übung mit ihrem Klienten. Erklären sie ihm, dass es sich mit seinen Symptomen ähnlich verhält. Er glaubt, dass sie da sind und dass sie so viel Macht haben. Dass er sie nicht beeinflussen kann. Wiederholen sie die Übung und lassen sie den Klienten selbst sprechen. Er soll den ausgestreckten Arm halten und immer wieder sagen: „Mein Arm wird länger und fester". Prüfen sie für ihn die Katalepsie, die sich auch dabei einstellen wird durch leichten Druck auf den Arm. Lassen sie ihn selbst einige Male sagen: „Wenn ich meinen Arm bewegen will, wird er noch fester". Er soll es dann versuchen. Wahrscheinlich führt es zunächst wieder zur Katalepsie, die er dann selbst auflösen soll, indem er sagt: „Ich ***kann*** *und* ***werde*** *jetzt meinen* ***Arm bewegen****, denn er* ***ist*** *beweglich!" Üben sie etwas mit dem Klienten, bis es ihm selbst gelingt, eine Katalepsie bei sich einzurichten und aufzulösen.*

Liebe Leserinnen und Leser. Probieren sie diese Übung unbedingt einmal aus. Sie macht Spaß und bringt meistens einen „Aha-Effekt". Sie zeigt, dass Glaube sehr schnell sehr deutlich wirken kann, in die eine und dann eben auch in die andere Richtung. Probieren sie die Übung doch einmal bei sich selbst aus. Sie werden überrascht sein, wie toll sie auch bei ihnen in der Selbstsuggestion wirkt. Und wie schnell sie die Wirkung auch aufheben können. Natürlich können sie die Wirkung auch von vorneherein unterbinden. Probieren sie es aus ...

Der Autor

Ingo Michael Simon studierte Psychologie und Pädagogik und ist Hypnosetherapeut mit Praxistätigkeiten in Südwestdeutschland und in der Schweiz. Mit Hilfe hypnosegestützter Psychotherapie behandelt er vor allem Menschen mit anhaltenden psychischen Leiden. Angststörungen, pathologische Zwänge und psychosomatische Erkrankungen bilden den Schwerpunkt seiner Praxistätigkeit. Zu seinen therapeutischen Angeboten gehören hauptsächlich klassische und moderne Hypnoseanwendungen, Rückführungen und Reinkarnationstherapie sowie Therapie auf der Zauberwiese und die von ihm selbst entwickelte ***Traumlandtherapie***.

Ausbildungskurse

Ingo Michael Simon bietet regelmäßig Ausbildungskurse zu verschiedenen Hypnoseformen und Themen an. Aktuelle Informationen und Termine finden Sie im Internet auf

www.praxissimon.de.

Bücher des Autors

Buchreihe: Zehn Hypnosen

Simon, I. M.: Zehn Hypnosen. Band 1: Raucherentwöhnung
Norderstedt: Books on Demand 2009. ISBN: 978-3-8391-1838-2

Simon, I. M.: Zehn Hypnosen. Band 2: Angst und Unruhezustände
Norderstedt: Books on Demand 2009. ISBN: 978-3-8391-0659-4

Simon, I. M.: Zehn Hypnosen. Band 3: Burn Out
Norderstedt: Books on Demand 2009. ISBN: 978-3-8391-0679-2

Simon, I. M.: Zehn Hypnosen. Band 4: Übergewicht reduzieren
Norderstedt: Books on Demand 2009. ISBN: 978-3-8448-0358-7

Simon, I. M.: Zehn Hypnosen. Band 5: Vergangenheitsbewältigung
Norderstedt: Books on Demand 2009. ISBN: 978-3-8448-0361-7

Buchreihe: Hypnose und Trancetherapie

Simon, I. M.: Hypnosepraxis. Ein Leitfaden der Trancearbeit;
Norderstedt: Books on Demand 2009. ISBN: 978-3-8370-7629-5

Simon, I. M.: Reframing in Trance. Perspektiven mit Hypnose ändern
Norderstedt: Books on Demand 2009. ISBN: 978-3-8370-7639-4

Simon, I. M.: Rückführungen. Leitfaden der Reinkarnationstherapie
Norderstedt: Books on Demand 2009. ISBN: 978-3-8370-7642-4

Simon, I. M.: Selbsthypnose. Therapie ohne Therapeut
Norderstedt: Books on Demand 2010. ISBN: 978-3-8370-9068-0

Simon, I. M.: Gruppenhypnose. Eine Anleitung für die
Praxis; Norderstedt: Books on Demand 2010. ISBN: 978-3-8370-9635-4

Weitere Hypnosebücher

Simon, I. M.: Hypnosetechniken zum Nachmachen. Levitation, Katalepsie und Ideomotorik.
Norderstedt: Books on Demand 2012. ISBN: 978-3-8391-8939-9

Simon, I. M.: Hypnose kreativ gestalten. Anleitungen und Texte für die Praxis
Norderstedt: Books on Demand 2012. ISBN: 978-3-8448-0308-2

Simon, I. M.: Der Hypnosebaukasten. Textbausteine und Anleitungen
Norderstedt: Books on Demand 2010. ISBN: 978-3-8391-8109-6

Simon, I. M.: Grundkurs Hypnose. Norderstedt: Books on Demand 2009
ISBN: 978-3-8391-0170-4

Simon, I. M.: Suggestionen richtig formulieren. 10 Minimax-Techniken für Hypnotiseure.
Norderstedt: Books on Demand 2009. ISBN 978-3-8370-9519-7

Trancegeschichten

Simon, I. M.: Das Gespenst, die Kugel und die Fee. Trancegeschichten auf der Zauberwiese. Norderstedt: Books on Demand 2012. ISBN: 978-3-8448-0363-1

Simon, I. M.: Frieden mit dem Inneren Kind. Versöhnung im Land der Träume. Norderstedt: Books on Demand 2010. ISBN: 978-3-8448-0364-8

Simon, I. M.: Wellen am Horizont. Trancegeschichten
Norderstedt: Books on Demand 2009. ISBN: 978-3-8391-1394-3

Simon, I. M.: Heilsame Fantasien. Trancegeschichten
Norderstedt: Books on Demand 2010. ISBN: 978-3-8391-0899-4

Heilpraktikerbücher

Simon, I. M.: Heilpraktiker für Psychotherapie. Prüfungswissen.
Zur Vorbereitung auf die Amtsarztprüfung.
Norderstedt: Books on Demand 2007. ISBN: 978-3-8334-9867-1

Simon, I. M.: Heilpraktiker für Psychotherapie. Die mündliche Prüfung.
Prüfungsfragen auf Grundlage von Protokollen.
Norderstedt: Books on Demand 2008. ISBN: 978-3-8334-9868-8

Simon, I. M.: Heilpraktiker für Psychotherapie. Die schriftliche Prüfung. Mit kommentierten Amtsarztfragen.
Norderstedt: Books on Demand 2007. ISBN: 978-3-8370-0347-5

Simon, I. M.: Heilpraktiker für Psychotherapie. 20 Fallbeispiele. Diagnosetraining für die mündliche Prüfung. Norderstedt: Books on Demand 2008. ISBN: 978-3-8370-1090-0

Simon, I. M.: Endlich Heilpraktiker. Die häufigsten Irrtümer in der Psychotherapieprüfung. Norderstedt: Books on Demand 2007. ISBN: 978-3-8370-0329-1

Simon, I. M.: Übungsaufgaben Psychotherapie. Zur Vorbereitung auf den kleinen Heilpraktiker. Norderstedt: Books on Demand 2007
ISBN: 978-3-8370-0683-4

Simon, I. M.: Crashtest Psychotherapie. Zur Vorbereitung auf den kleinen Heilpraktiker. Norderstedt: Books on Demand 2007. ISBN: 978-3-8370-0709-1

Simon, I. M.: Spezialtest Psychotherapie. Für kleine und große Heilpraktiker. Norderstedt: Books on Demand 2008. ISBN: 978-3-8370-5838-3

Simon, I. M.: Heilpraktikerprüfung Psychotherapie. 200 kommentierte Aufgaben. Norderstedt: Books on Demand 2008. ISBN: 978-3-8370-6017-1

Simon, I. M.: Diagnosetraining Psychotherapie. Ein Arbeits- und Nachschlagebuch. Norderstedt: Books on Demand 2008. ISBN: 978-3-8370-4281-8

Simon, I. M.: Psychotherapie. Der Fragenkatalog. Fachwissen Heilkunde. Norderstedt: Books on Demand 2009. ISBN: 978-3-8370-5396-8

Heimstudium HPP in Buchform

Simon, I. M.: Heimstudium Heilpraktiker Psychotherapie. Teil I
Norderstedt: Books on Demand 2009. ISBN: 978-3-8370-7656-1

Simon, I. M.: Heimstudium Heilpraktiker Psychotherapie. Teil II
Norderstedt: Books on Demand 2009. ISBN: 978-3-8370-7657-8

Simon, I. M.: Heimstudium Heilpraktiker Psychotherapie. Teil III
Norderstedt: Books on Demand 2009. ISBN: 978-3-8370-7663-9

Weitere Lern- und Hilfsmaterialien für Hypnotiseure und Heilpraktiker sowie Heilpraktiker für Psychotherapie befinden sich in Arbeit. Außerdem finden Sie Audio-CD's mit Hypnoseanwendungen, Audiokursen u.v.m. auf der website von:

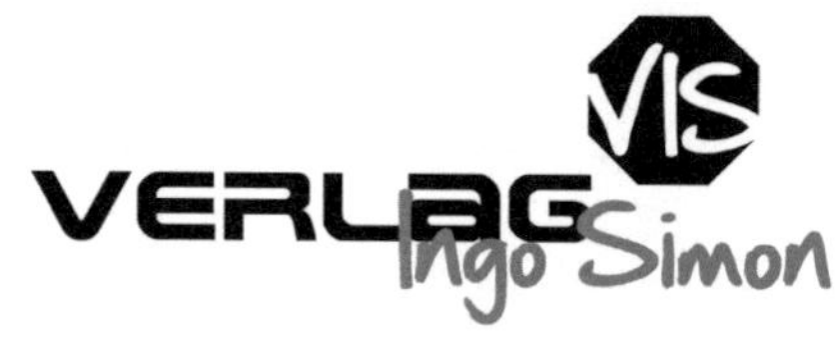

http://www.verlagis.de